PRE-LIMINAL DAY

OBT	DOC

　

w w w w w w w w   Y Y M M D D

LIMINAL DAY

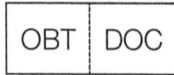

Unlimited

Obtained ITEMS AND AMOUNTS

Ritualized
INCL OBTAINED ALT PLAN

W W W W W W W W

Y Y M M D D
_ _ _ _ _ _

Unlimited

Obtained ITEMS AND AMOUNTS

Ritualized
INCL OBTAINED ALT PLAN

W W W W W W W W

Y Y M M D D
_ _ _ _ _ _

Unlimited

Obtained ITEMS AND AMOUNTS

Ritualized
INCL OBTAINED ALT PLAN

W　W　W　W　W　W　W　W

Y　Y　M　M　D　D
— — — — — —

Unlimited

Obtained ITEMS AND AMOUNTS

Ritualized
INCL OBTAINED ALT PLAN

                                            Y   Y   M   M   D   D

W W W W W W W W   __ __ __ __ __ __

Unlimited

Obtained ITEMS AND AMOUNTS

Ritualized
INCL OBTAINED ALT PLAN

W   W   W   W   W   W   W   W   Y   Y   M   M   D   D
                                         __ __ __ __ __ __

OBT | DOC

Unlimited

Obtained ITEMS AND AMOUNTS

Ritualized
INCL OBTAINED ALT PLAN

W   W   W   W   W   W   W   W

Y   Y   M   M   D   D
__ __ __ __ __ __

Unlimited

Obtained ITEMS AND AMOUNTS

Ritualized
INCL OBTAINED ALT PLAN

W W W W W W W W W

Y Y M M D D
_ _ _ _ _ _

Unlimited

Obtained ITEMS AND AMOUNTS

Ritualized
INCL OBTAINED ALT PLAN

W W W W W W W W

Y Y M M D D
_ _ _ _ _ _

Unlimited

Obtained ITEMS AND AMOUNTS

Ritualized
INCL OBTAINED ALT PLAN

W W W W W W W W   Y Y M M D D
                      _ _ _ _ _ _

Unlimited

Obtained ITEMS AND AMOUNTS

Ritualized
INCL OBTAINED ALT PLAN

w w w w w w w w

Y Y M M D D
_ _ _ _ _ _

Unlimited

Obtained ITEMS AND AMOUNTS

Ritualized
INCL OBTAINED ALT PLAN

W W W W W W W W

Y Y M M D D
_ _ _ _ _ _

Unlimited

Obtained ITEMS AND AMOUNTS

Ritualized
INCL OBTAINED ALT PLAN

W W W W W W W W

Y Y M M D D
_ _ _ _ _ _

Unlimited

Obtained ITEMS AND AMOUNTS

Ritualized
INCL OBTAINED ALT PLAN

W W W W W W W W

Y Y M M D D
_ _ _ _ _ _

Unlimited

Obtained ITEMS AND AMOUNTS

Ritualized
INCL OBTAINED ALT PLAN

W W W W W W W W

Y Y M M D D
_ _ _ _ _ _

Unlimited

Obtained ITEMS AND AMOUNTS

Ritualized
INCL OBTAINED ALT PLAN

W W W W W W W W

Y Y M M D D
_ _ _ _ _ _

Unlimited

Obtained ITEMS AND AMOUNTS

Ritualized
INCL OBTAINED ALT PLAN

W W W W W W W W

Y Y M M D D
_ _ _ _ _ _

Unlimited

Obtained ITEMS AND AMOUNTS

Ritualized
INCL OBTAINED ALT PLAN

W W W W W W W W W

Y Y M M D D
_ _ _ _ _ _

Unlimited

Obtained ITEMS AND AMOUNTS

Ritualized
INCL OBTAINED ALT PLAN

W   W   W   W   W   W   W   W

Y   Y   M   M   D   D
_   _   _   _   _   _

Unlimited

Obtained ITEMS AND AMOUNTS

Ritualized
INCL OBTAINED ALT PLAN

W W W W W W W W

Y Y M M D D

Unlimited

Obtained ITEMS AND AMOUNTS

Ritualized
INCL OBTAINED ALT PLAN

W W W W W W W W

Y Y M M D D
_ _ _ _ _ _

Unlimited

Obtained ITEMS AND AMOUNTS

Ritualized
INCL OBTAINED ALT PLAN

W W W W W W W W

Y Y M M D D
_ _ _ _ _ _

Unlimited

Obtained ITEMS AND AMOUNTS

Ritualized
INCL OBTAINED ALT PLAN

W   W   W   W   W   W   W   W

Y   Y   M   M   D   D
_   _   _   _   _   _

Unlimited

Obtained ITEMS AND AMOUNTS

Ritualized
INCL OBTAINED ALT PLAN

W W W W W W W W

Y Y M M D D
— — — — — —

| OBT | DOC |

Unlimited

Obtained ITEMS AND AMOUNTS

Ritualized
INCL OBTAINED ALT PLAN

W W W W W W W W

Y Y M M D D
_ _ _ _ _ _

Unlimited

Obtained ITEMS AND AMOUNTS

Ritualized
INCL OBTAINED ALT PLAN

W W W W W W W W

Y Y M M D D
__ __ __ __ __

Unlimited

Obtained ITEMS AND AMOUNTS

Ritualized
INCL OBTAINED ALT PLAN

W W W W W W W W

Y Y M M D D
__ __ __ __ __ __

Unlimited

Obtained ITEMS AND AMOUNTS

Ritualized
INCL OBTAINED ALT PLAN

W   W   W   W   W   W   W   W

Y   Y   M   M   D   D
_   _   _   _   _   _

Unlimited

Obtained ITEMS AND AMOUNTS

Ritualized
INCL OBTAINED ALT PLAN

W W W W W W W W

Y Y M M D D
— — — — — —

Unlimited

Obtained ITEMS AND AMOUNTS

Ritualized
INCL OBTAINED ALT PLAN

W W W W W W W W

Y Y M M D D
— — — — — —

Unlimited

Obtained ITEMS AND AMOUNTS

Ritualized
INCL OBTAINED ALT PLAN

W W W W W W W W

Y Y M M D D
_ _ _ _ _ _

Unlimited

Obtained ITEMS AND AMOUNTS

Ritualized
INCL OBTAINED ALT PLAN

W W W W W W W W W

Y Y M M D D
_ _ _ _ _ _

Unlimited

Obtained ITEMS AND AMOUNTS

Ritualized
INCL OBTAINED ALT PLAN

w w w w w w w w

Y   Y   M   M   D   D
__ __ __ __ __ __

Unlimited

Obtained ITEMS AND AMOUNTS

Ritualized
INCL OBTAINED ALT PLAN

W W W W W W W W

Y Y M M D D
_ _ _ _ _ _

Unlimited

Obtained ITEMS AND AMOUNTS

Ritualized
INCL OBTAINED ALT PLAN

W W W W W W W W

Y Y M M D D
— — — — — —

Unlimited

Obtained ITEMS AND AMOUNTS

Ritualized
INCL OBTAINED ALT PLAN

W W W W W W W W

Y Y M M D D

Unlimited

Obtained ITEMS AND AMOUNTS

Ritualized
INCL OBTAINED ALT PLAN

Y Y M M D D
_ _ _ _ _

W W W W W W W W

Unlimited

Obtained ITEMS AND AMOUNTS

Ritualized
INCL OBTAINED ALT PLAN

W W W W W W W W

Y Y M M D D
_ _ _ _ _ _

Unlimited

Obtained ITEMS AND AMOUNTS

Ritualized
INCL OBTAINED ALT PLAN

W W W W W W W W

Y Y M M D D
_ _ _ _ _ _

Unlimited

Obtained ITEMS AND AMOUNTS

Ritualized
INCL OBTAINED ALT PLAN

W W W W W W W W

Y Y M M D D
_ _ _ _ _ _

Unlimited

Obtained ITEMS AND AMOUNTS

Ritualized
INCL OBTAINED ALT PLAN

W W W W W W W W W   Y Y M M D D

Unlimited

Obtained ITEMS AND AMOUNTS

Ritualized
INCL OBTAINED ALT PLAN

W W W W W W W W

Y Y M M D D
— — — — — —

| OBT | DOC |

Unlimited

Obtained ITEMS AND AMOUNTS

Ritualized
INCL OBTAINED ALT PLAN

W W W W W W W W

Y Y M M D D
_ _ _ _ _ _

Unlimited

Obtained ITEMS AND AMOUNTS

Ritualized
INCL OBTAINED ALT PLAN

W W W W W W W W

Y Y M M D D

Unlimited

Obtained ITEMS AND AMOUNTS

Ritualized
INCL OBTAINED ALT PLAN

W W W W W W W W

Y Y M M D D
_ _ _ _ _ _

Unlimited

Obtained ITEMS AND AMOUNTS

Ritualized
INCL OBTAINED ALT PLAN

W W W W W W W W

Y Y M M D D
_ _ _ _ _ _

Unlimited

Obtained ITEMS AND AMOUNTS

Ritualized
INCL OBTAINED ALT PLAN

W W W W W W W W

Y Y M M D D
_ _ _ _ _ _

Unlimited

Obtained ITEMS AND AMOUNTS

Ritualized
INCL OBTAINED ALT PLAN

W W W W W W W W

Y Y M M D D
— — — — — —

OBT | DOC

Unlimited

Obtained ITEMS AND AMOUNTS

Ritualized
INCL OBTAINED ALT PLAN

W W W W W W W W

Y Y M M D D
_ _ _ _ _ _

Unlimited

Obtained ITEMS AND AMOUNTS

Ritualized
INCL OBTAINED ALT PLAN

W W W W W W W W

Y Y M M D D
— — — — — —

Unlimited

Obtained ITEMS AND AMOUNTS

Ritualized
INCL OBTAINED ALT PLAN

W W W W W W W W   Y Y M M D D
                   _ _ _ _ _ _

Unlimited

Obtained ITEMS AND AMOUNTS

Ritualized
INCL OBTAINED ALT PLAN

W W W W W W W W

Y Y M M D D
_ _ _ _ _ _

Unlimited

Obtained ITEMS AND AMOUNTS

Ritualized
INCL OBTAINED ALT PLAN

W W W W W W W W

Y Y M M D D
_ _ _ _ _ _

Unlimited

Obtained ITEMS AND AMOUNTS

Ritualized
INCL OBTAINED ALT PLAN

W W W W W W W W

Y Y M M D D
— — — — — —

Unlimited

Obtained ITEMS AND AMOUNTS

Ritualized
INCL OBTAINED ALT PLAN

W W W W W W W W

Y Y M M D D
_ _ _ _ _ _

Unlimited

Obtained ITEMS AND AMOUNTS

Ritualized
INCL OBTAINED ALT PLAN

W W W W W W W W

Y Y M M D D
_ _ _ _ _ _

Unlimited

Obtained ITEMS AND AMOUNTS

Ritualized
INCL OBTAINED ALT PLAN

W   W   W   W   W   W   W   W

Y   Y   M   M   D   D
_   _   _   _   _   _

Unlimited

Obtained ITEMS AND AMOUNTS

Ritualized
INCL OBTAINED ALT PLAN

W W W W W W W W

Y Y M M D D
_ _ _ _ _ _

Unlimited

Obtained ITEMS AND AMOUNTS

Ritualized
INCL OBTAINED ALT PLAN

W W W W W W W W

Y Y M M D D
_ _ _ _ _ _

Unlimited

Obtained ITEMS AND AMOUNTS

Ritualized
INCL OBTAINED ALT PLAN

W W W W W W W W

Y Y M M D D
— — — — — —

Unlimited

Obtained ITEMS AND AMOUNTS

Ritualized
INCL OBTAINED ALT PLAN

W W W W W W W W

Y Y M M D D
_ _ _ _ _ _

Unlimited

Obtained ITEMS AND AMOUNTS

Ritualized
INCL OBTAINED ALT PLAN

W W W W W W W W W

Y Y M M D D
_ _ _ _ _ _

Unlimited

Obtained ITEMS AND AMOUNTS

Ritualized
INCL OBTAINED ALT PLAN

W W W W W W W W

Y Y M M D D
_ _ _ _ _ _

Unlimited

Obtained ITEMS AND AMOUNTS

Ritualized
INCL OBTAINED ALT PLAN

W W W W W W W W

Y Y M M D D
_ _ _ _ _

Unlimited

Obtained ITEMS AND AMOUNTS

Ritualized
INCL OBTAINED ALT PLAN

W W W W W W W W

Y Y M M D D
_ _ _ _ _ _

Unlimited

Obtained ITEMS AND AMOUNTS

Ritualized
INCL OBTAINED ALT PLAN

W W W W W W W W W

Y Y M M D D
_ _ _ _ _ _

Unlimited

Obtained ITEMS AND AMOUNTS

Ritualized
INCL OBTAINED ALT PLAN

W W W W W W W W

Y Y M M D D
_ _ _ _ _ _

Unlimited

Obtained ITEMS AND AMOUNTS

Ritualized
INCL OBTAINED ALT PLAN

W W W W W W W W

Y Y M M D D
— — — — — —

Unlimited

Obtained ITEMS AND AMOUNTS

Ritualized
INCL OBTAINED ALT PLAN

W W W W W W W W   Y Y M M D D

Unlimited

Obtained ITEMS AND AMOUNTS

Ritualized
INCL OBTAINED ALT PLAN

W W W W W W W W

Y Y M M D D
_ _ _ _ _ _

Unlimited

Obtained ITEMS AND AMOUNTS

Ritualized
INCL OBTAINED ALT PLAN

W W W W W W W W W

Y Y M M D D
_ _ _ _ _ _

Unlimited

Obtained ITEMS AND AMOUNTS

Ritualized
INCL OBTAINED ALT PLAN

W W W W W W W W   Y Y M M D D

Unlimited

Obtained ITEMS AND AMOUNTS

Ritualized
INCL OBTAINED ALT PLAN

W W W W W W W W

Y Y M M D D
_ _ _ _ _

Unlimited

Obtained ITEMS AND AMOUNTS

Ritualized
INCL OBTAINED ALT PLAN

W W W W W W W W

Y Y M M D D
_ _ _ _ _ _

Unlimited

Obtained ITEMS AND AMOUNTS

Ritualized
INCL OBTAINED ALT PLAN

W W W W W W W W

Y Y M M D D
_ _ _ _ _ _

Unlimited

Obtained ITEMS AND AMOUNTS

Ritualized
INCL OBTAINED ALT PLAN

W W W W W W W W

Y Y M M D D
_ _ _ _ _ _

Unlimited

Obtained ITEMS AND AMOUNTS

Ritualized
INCL OBTAINED ALT PLAN

W W W W W W W W

Y Y M M D D
_ _ _ _ _ _

Unlimited

Obtained ITEMS AND AMOUNTS

Ritualized
INCL OBTAINED ALT PLAN

W W W W W W W W

Y Y M M D D
_ _ _ _ _ _

Unlimited

Obtained ITEMS AND AMOUNTS

Ritualized
INCL OBTAINED ALT PLAN

W W W W W W W W W   Y Y M M D D

Unlimited

Obtained ITEMS AND AMOUNTS

Ritualized
INCL OBTAINED ALT PLAN

W W W W W W W W   Y Y M M D D
                                   _ _ _ _ _ _

Unlimited

Obtained ITEMS AND AMOUNTS

Ritualized
INCL OBTAINED ALT PLAN

W W W W W W W W

Y Y M M D D
_ _ _ _ _ _

Unlimited

Obtained ITEMS AND AMOUNTS

Ritualized
INCL OBTAINED ALT PLAN

W W W W W W W W

Y Y M M D D
_ _ _ _ _ _

Unlimited

Obtained ITEMS AND AMOUNTS

Ritualized
INCL OBTAINED ALT PLAN

W W W W W W W W

Y Y M M D D
_ _ _ _ _ _

Unlimited

Obtained ITEMS AND AMOUNTS

Ritualized
INCL OBTAINED ALT PLAN

W W W W W W W W   Y Y M M D D

Unlimited

.

Obtained ITEMS AND AMOUNTS

Ritualized
INCL OBTAINED ALT PLAN

W W W W W W W W

Y Y M M D D
_ _ _ _ _ _

Unlimited

Obtained ITEMS AND AMOUNTS

Ritualized
INCL OBTAINED ALT PLAN

W W W W W W W W W

Y Y M M D D
_ _ _ _ _ _

Unlimited

Obtained ITEMS AND AMOUNTS

Ritualized
INCL OBTAINED ALT PLAN

W W W W W W W W   Y   Y   M   M   D   D
                                           _   _   _   _   _   _

Unlimited

Obtained ITEMS AND AMOUNTS

Ritualized
INCL OBTAINED ALT PLAN

W W W W W W W W   Y Y M M D D
                                 _ _ _ _ _ _

Unlimited

Obtained ITEMS AND AMOUNTS

Ritualized
INCL OBTAINED ALT PLAN

W W W W W W W W

Y Y M M D D
_ _ _ _ _ _

Unlimited

Obtained ITEMS AND AMOUNTS

Ritualized
INCL OBTAINED ALT PLAN

W W W W W W W W   Y Y M M D D

— — — — — —

Unlimited

Obtained ITEMS AND AMOUNTS

Ritualized
INCL OBTAINED ALT PLAN

W W W W W W W W

Y Y M M D D
_ _ _ _ _ _

Unlimited

Obtained ITEMS AND AMOUNTS

Ritualized
INCL OBTAINED ALT PLAN

W W W W W W W W

Y Y M M D D
_ _ _ _ _ _

Unlimited

Obtained ITEMS AND AMOUNTS

Ritualized
INCL OBTAINED ALT PLAN

W W W W W W W W

Y Y M M D D
_ _ _ _ _ _

Unlimited

Obtained ITEMS AND AMOUNTS

Ritualized
INCL OBTAINED ALT PLAN

W W W W W W W W   Y Y M M D D
                         _ _ _ _ _ _

Unlimited

Obtained ITEMS AND AMOUNTS

Ritualized
INCL OBTAINED ALT PLAN

W W W W W W W W

Y Y M M D D
_ _ _ _ _ _

Unlimited

Obtained ITEMS AND AMOUNTS

Ritualized
INCL OBTAINED ALT PLAN

W W W W W W W W

Y Y M M D D
— — — — — —

Unlimited

Obtained ITEMS AND AMOUNTS

Ritualized
INCL OBTAINED ALT PLAN

W W W W W W W W

Y Y M M D D
_ _ _ _ _ _

Unlimited

Obtained ITEMS AND AMOUNTS

Ritualized
INCL OBTAINED ALT PLAN

W W W W W W W W   Y Y M M D D
                        — — — — — —

Unlimited

Obtained ITEMS AND AMOUNTS

Ritualized
INCL OBTAINED ALT PLAN

W W W W W W W W

Y Y M M D D
_ _ _ _ _ _

Unlimited

Obtained ITEMS AND AMOUNTS

Ritualized
INCL OBTAINED ALT PLAN

W W W W W W W W

Y Y M M D D
_ _ _ _ _ _

Unlimited

Obtained ITEMS AND AMOUNTS

Ritualized
INCL OBTAINED ALT PLAN

W W W W W W W W

Y Y M M D D
_ _ _ _ _ _

Unlimited

Obtained ITEMS AND AMOUNTS

Ritualized
INCL OBTAINED ALT PLAN

W W W W W W W W

Y Y M M D D
_ _ _ _ _ _

© 2014 Ben G. Adams
Unboxing Press, Inc.
New York, NY

www.ingramcontent.com/pod-product-compliance
Lightning Source LLC
Chambersburg PA
CBHW051954290426
44110CB00015B/2234